CONSEILS PRATIQUES

AUX JEUNES MÈRES

PAR

Madame HERBAUX f^{me} LEKEU

POURVUE

DU DIPLÔME DE PHARMACIEN

ROUBAIX (Nord)

LILLE
IMPRIMERIE L. DANEL
—
1887

CONSEILS PRATIQUES

AUX JEUNES MÈRES

PAR

Madame HERBAUX fme LEKEU

POURVUE

DU DIPLÔME DE PHARMACIEN

ROUBAIX (Nord)

LILLE

IMPRIMERIE L. DANEL

—

1887

CONSEILS PRATIQUES AUX JEUNES MÈRES

PRÉFACE

Ce livre, mères de famille, que j'ai écrit à votre intention, et dans le but de vous faciliter la tâche, quelquefois si ardue, d'élever vos enfants en bonne santé, devra vous accompagner partout, c'est-à-dire que toujours vous devrez l'avoir à portée de votre main. A la moindre indisposition du chérubin dernier né, ou de la gentille fillette qui déjà va en classe, voire même pour le grand frère qui touche à l'adolescence, vous le consulterez. Vous y trouverez décrits, aussi clairement que possible, et les soins hygiéniques à donner, et la nourriture à choisir pour l'enfant en bas-âge, de même que les moyens de combattre ou de prévenir les indispositions, non seulement du plus jeune, mais encore de l'aîné.

Ma profession toute particulière, comme femme pharmacien, m'ayant permis de constater combien sont nombreux les enfants chétifs et délicats, tant dans la classe riche que dans la classe laborieuse, et cela dû le plus souvent plutôt à l'ignorance des parents qu'à leur incurie ou à leur négligence, je me suis fait un devoir d'aider de mes faibles lumières les infortunées mères, toujours inquiètes sur la santé de leurs enfants.

Celles qui voudront bien me lire et m'accorder leur confiance auront la satisfaction de posséder de beaux enfants, forts et bien portants.

Pour rendre mon ouvrage plus intéressant et plus indispensable à toute femme mariée, j'y ai traité également de tout ce qui a rapport à sa grossesse et à son accouchement, principalement au point de vue de l'hygiène.

Enfin, dans une dernière partie, j'ai décrit les principales maladies de l'enfance, et fait connaître les premiers soins à donner en attendant le médecin.

Dans cette dernière partie de mon livre, je n'ai point voulu faire étalage de science, ni empiéter en aucune façon sur une profession qui n'est pas la mienne ; j'ai cherché simplement à indiquer de la façon la plus simple que j'ai pu le faire, c'est-à-dire en évitant le plus possible les mots techniques et en expliquant ceux que je ne pouvais omettre ; j'ai cherché, dis-je, à indiquer aux mères de famille les principaux symptômes des maladies habituelles de l'enfance ainsi que les premiers moyens de les combattre avec succès en attendant le médecin.

J'ai terminé par une table des médicaments composant la Pharmacie de famille, que toute mère soucieuse de la santé de ses enfants doit avoir chez elle.

HYGIÈNE DE LA FEMME ENCEINTE

Dès que vous avez la certitude d'être enceinte, il est de votre devoir d'éviter tout ce qui pourrait porter atteinte à la vie de l'être que vous portez dans votre sein. Émotions violentes, fatigues excessives, veilles, danses, excès de tous genres seraient nuisibles à votre enfant.

Votre souci, dès ce moment, doit être de mettre au monde un enfant bien formé, fort et vigoureux, et de ne rien épargner pour cela. Une bonne nourriture saine et fortifiante, des distractions agréables, des promenades fréquentes sans fatigue, un travail manuel distrayant et amusant, voilà pour les privilégiées de la fortune. Pour celles dont les membres durcis et le corps robuste sont faits aux durs labeurs journaliers, il leur suffira de ne pas faire d'excès de travail et de se nourrir un peu plus fort.

Surtout, sans quitter votre corset, ce qui n'est pas absolument indispensable, comme le disent quelques docteurs, il est nécessaire de lui donner toute l'ampleur voulue, pour qu'il ne gêne en rien vos mouvements, et n'entrave pas la circulation du sang dans votre organisme. Le corset, du reste, en tout temps, doit servir à maintenir les seins à leur place, à serrer la taille sans l'étrangler, et à soutenir les jupes afin de s'habiller décemment. Le corset est un objet de toilette très utile, mais il devient dangereux dès que, par coquetterie, on s'en sert pour comprimer démesurément la base de la poitrine, de façon à empêcher l'expansion des poumons, à étrangler le foie qui garde la trace de cette empreinte, à gêner les digestions de l'estomac et à refouler l'intestin en bas de façon à produire l'abaissement de l'utérus. Comme le corset n'est dangereux que dans ce cas, il n'a pas besoin d'être proscrit, même dans la grossesse, et s'il n'y a pas abus, on peut le garder jusqu'au dernier jour, sans que ni la mère, ni l'enfant, n'aient à en souffrir. Il suffit qu'il soit assez large et taillé spécialement pour les femmes enceintes. J'ai fait confectionner, dans ce but, un corset hygiénique que vous pourrez vous procurer soit par l'entremise de votre pharmacien, soit en vous adressant directement à moi. Il vous suffira de donner votre grosseur de taille en temps ordinaire, et le développement plus ou moins accusé de votre poitrine et de vos hanches avant votre grossesse.

Faites usage de bains de courte durée, mais fréquents à partir du deuxième mois de votre grossesse jusqu'au sixième; modérez-les et même supprimez-les du sixième au huitième mois; mais ne les épargnez pas durant le neuvième mois, faites-les même durer une heure pendant les derniers temps.

Veillez avec soin à ce que votre intestin soit toujours libre; évitez la constipation et si votre tempérament y est disposé, prenez de temps en temps aux deux repas principaux : un cachet de rhubarbe de dix à vingt centigrammes ; ou si vous le préférez le matin dans un verre à vin d'eau soit une cuillerée à café de magnésie calcinée, de poudre saline de Burgrave, de sedlitz Chanteaud ou de citrate de magnésie. Si les pilules vous plaisent mieux, je vous recommande celles composées de podophylle et de rhubarbe ; elles forment un excellent purgatif et n'irritent pas l'intestin.

Pendant le dernier mois de votre grossesse, je vous conseille de prendre deux lavements par semaine et même un par jour la dernière semaine, avec une décoction de graine de lin ou de feuilles de mauve.

Il est bon aussi de se fatiguer pendant les derniers jours de la grossesse, cela facilite l'accouchement.

HYGIÈNE DE LA FEMME NOUVELLEMENT ACCOUCHÉE

C'est maintenant à vous, nouvelles accouchées, que je m'adresse. Vous voici délivrées, le moment si redouté et si désiré à la fois est passé, l'épreuve a été terrible, mais déjà vous l'avez oubliée. Je n'entrerai pas dans l'énumération des soins médicaux qui s'imposent en pareil cas, ils varient selon que l'accouchement a été laborieux ou facile, selon que la mère est délicate ou pleine de vie. A votre médecin ou à votre accoucheur appartient le soin de choisir ce qui vous convient et le devoir d'exiger votre soumission. Je veux ici m'occuper seulement des soins hygiéniques. C'est par une bonne hygiène que l'on peut prévenir la plupart des accidents de l'accouchement ou les phlegmasies appelées suites de couches, et qui, une fois développées sont presque toujours mortelles. La chambre d'une femme en couches doit être aérée et propre.

D'abord et avant tout ayez recours fréquemment aux lotions tièdes d'eau de mauve, dans lesquelles vous ferez mettre une grande cuillerée à soupe d'alcool pur à 90°, par litre de liquide. Plus les parties froissées, quelquefois déchirées, seront fortifiées et assainies par l'emploi des lotions décrites, plus vite elles seront guéries. Il arrive, qu'au bout de deux jours, les chairs sont fraîches et fermes comme si rien ne s'était passé. Malgré cela, continuez l'emploi des lotions pendant dix jours mais en en diminuant la fréquence chaque jour ; c'est-à-dire que les dix lotions des deux premiers jours seront réduites à huit les deux jours suivants, à six les cinquième et sixième jours et à quatre pour les jours suivants. Enfin, il est bien entendu que passé ce délai, vous pourrez vous-même faire votre toilette et qu'il y va de votre santé de vous laver soigneusement plusieurs fois par jour, tant que dureront les lochies ou écoulements, suites de tout accouchement.

A ce propos, je veux vous faire profiter d'un moyen que m'a suggéré l'expérience et qui permet de rester propre et d'éviter l'odeur insupportable des lochies. C'est bien simple. Vous avez à votre disposition des morceaux de vieille toile fine de la grandeur d'une petite serviette. Vous faites avec chacun d'eux une bande pliée en quatre que vous placez à cheval entre les jambes. Cette bande fait office de tampon ; on l'enlève et la remplace toutes les fois qu'on vous fait une lotion. De cette façon vous ne gâtez pas tout votre linge, vos draps surtout si difficiles à nettoyer à cause de leurs dimensions. Cela n'empêche pas de placer sous votre siège un vieux drap plié en quatre pour garantir votre literie.

Si l'odeur des lochies est trop fétide, employez les injections avec cinq grammes de permanganate de potasse par litre d'eau, ou la solution de Coaltar saponiné Lebeuf au cinquième.

Il ne suffit pas de procéder à la toilette secrète, il faut encore, quoique couchée, veiller à ce que vous soyez peignée, lavée, comme vous le faites chaque jour. Ne manquez pas de faire ajouter un peu d'Eau de Cologne ou d'Eau de Lavande (les vinaigres doivent être proscrits) dans l'eau devant servir à vos ablutions. Faites aussi, deux fois par jour, pulvériser l'un ou l'autre de ces liquides à travers votre chambre. Je vous garantis que tant que durera votre alitement forcé vous n'aurez ni maux de tête, ni migraines, ni autres indispositions ; que vous vous plairez mieux dans votre chambre et que vous vous résignerez plus facilement à garder le lit pendant les dix jours réglementaires.

Vous vous dites : oh ! dix jours ; si je vais bien cependant? Oui, dix jours, ni plus, ni moins, si bien que vous puissiez être avant ; et cela pour ne pas vous exposer à une foule d'accidents plus ou moins graves, comme descente de matrice, rétroversion ou antéversion de la matrice, etc., etc.

Du reste, ne fût-ce que pour vous éviter ce qui est moins sérieux, mais bien désagréable, de rester avec une taille forte ou un ventre proéminent, vous vous résignerez bien à prendre patience quelques jours et à vous laisser dorloter un peu plus long-temps. C'est si vilain, et cela vieillit tant, qu'on ferait plus encore pour échapper à cette infirmité.

Eh bien, croyez-moi, si vous m'écoutez, si pendant dix jours vous gardez le lit, la position horizontale surtout, même pour allaiter votre enfant. Si vous consentez à rester sur le dos les trois premiers jours, et le plus souvent possible les autres jours ; à ne vous asseoir que quelques instants si peu , si peu, histoire de vous délasser, mais pas avant cinq jours, je vous promets que vous pourrez être mère autant de fois qu'il se peut , que vous n'en porterez pas les traces , que chacun vous dira : « Mon Dieu !

on ne se douterait guère que vous avez eu tant d'enfants ; on dirait encore une jeune fille ! » Vous en aurez conservé toutes les formes et la grâce.

Je ne veux pas terminer le chapitre qui a rapport à vous, jeunes Mères, sans vous recommander d'essuyer avec soin vos seins dès que le bébé a tété ; et de ne pas les laisser découverts, afin d'éviter les crevasses, si douloureuses qu'elles occasionnent souvent des abcès, suite de l'engorgement des glandes lactées, provenant de ce que la douleur atroce que l'on éprouve quand l'enfant prend le sein, fait qu'on ne le lui donne que peu ou pas du tout.

Si malgré toutes vos précautions, vous aviez des crevasses, demandez immédiatement un remède à votre docteur, ou prenez chez votre pharmacien le spécifique que je prépare et dont j'ai toujours obtenu de bons résultats en peu de jours. Que vous vous serviez de mon remède ou d'un autre, ayez soin de passer un linge de soie ou de toile fine imbibé d'alcool pur, sur le bout des seins avant d'allaiter votre bébé ; d'abord parce que certaines de ces préparations pourraient être dangereuses ; puis à cause du goût qui pourrait en être mauvais et répugner au nouveau-né. Si, malgré tout, votre sein se trouvait

engorgé, appliquez-y des compresses d'alcool camphré et des cataplasmes de fécule de riz à tour de
rôle pour dissoudre l'engorgement ; puis couvrez-le
chaudement de ouate de santé.

Vous voici sur pieds; complètement rétablie ; si
vous pouvez le faire, commandez à votre pharmacien
une ceinture élastique ronde sur mesure et portez-la
pendant trois mois. Vous pourrez sans danger et
sans inquiétude, marcher, courir, voyager sans
fatigue et sans crainte.

Je recommande également aux femmes enceintes
très lourdes, de porter une ceinture, mais d'un autre
genre, se prêtant à l'emploi et s'élargissant à discré-
tion ; de la mettre les trois derniers mois de leur
grossesse pour prévenir tout accident et faciliter
leurs mouvements.

Si. comme je l'espère et le désire, vous allaitez
vous-même votre enfant, que vous le fassiez trois
mois ou un an, selon que votre santé vous le per-
mette, n'oubliez pas d'observer les mêmes recom-
mandations que celles prescrites pendant la durée de
votre grossesse : soins hygiéniques et nourriture
choisie.

Dès que vous aurez décidé de sevrer votre enfant,
dans votre intérêt comme dans le sien, vous devrez

vous y prendre un mois à l'avance. En diminuant insensiblement le nombre des succions pour arriver vers le moment fixé pour le sevrage à ne lui donner le sein que la nuit, vous vous faciliterez une épreuve bien pénible pour tous deux. Une nuit ou deux suffiront alors à une personne dévouée pour que le sevrage soit complet. Si vous désirez sevrer votre enfant vous-même, vous le ferez en frottant vos bouts de sein avec un mélange de sel et de miel, ou avec de la teinture d'aloès ou de coloquinte ou toute autre préparation mauvaise au goût. Il est bien rare qu'une seule épreuve ne suffise pas à rebuter l'enfant.

Pour suppléer à l'insuffisance de la nourriture de l'enfant pendant le dit mois, et remplacer complètement l'allaitement après le sevrage, vous vous en rapporterez au passage qui traite de la nourriture des enfants en bas âge. Il faudra alors songer à vous et faire passer complètement votre lait, ce qui sera facile si vous avez procédé comme il est dit plus haut. Vous couvrirez d'abord vos seins de ouate fine, puis vous prendrez, pendant cinq à six jours, un bol de tisane de chiendent ou de racine de canne, dans laquelle vous ajouterez une demi-cuillerée à café de nitrate de potasse. Enfin, au bout de ce temps, vous vous purgerez, soit avec trente grammes d'huile de ricin ou une limonade purgative.

Vous pourrez ensuite reprendre votre vie normale sans un souci, sans une inquiétude ; aucun malaise, aucune indisposition ne vous surviendra , ce qui arriverait sûrement si vous ne suiviez mes conseils à la lettre.

DE L'ENFANT

Surtout n'écoutez ni vos parents, ni votre garde-couches , ni même votre mère , si leur conseil diffère du mien. A moins que votre accouchement n'ait été laborieux, et votre faiblesse par cela même extrême , n'hésitez pas à présenter le sein à votre bébé, au bout de dix heures au plus qu'il est entré dans la vie. Vous vous ferez un bien énorme, et vous l'exempterez lui-même de petites indispositions toujours fort douloureuses, si pas dangereuses, pour un aussi petit être. Surtout, jeune femme, qui êtes mère pour la première fois , ne prêtez pas trop l'oreille aux propos de ceux qui vous trouvent trop faible pour allaiter votre enfant. Bien loin de vous affaiblir, croyez-moi, vous vous développerez, vous

vous fortifierez en remplissant complètement vos devoirs maternels ; puis vous vous éviterez une foule d'indispositions, de malaises, qui ne vous laisseraient plus de repos. Bien criminelle est la mère qui se refuse à remplir une tâche aussi douce, lorsqu'elle peut le faire ; elle ne voit que les ennuis de l'allaitement et veut s'y soustraire ; si elle en connaissait les joies divines, les jouissances exquises, à aucun prix elle ne voudrait donner à une autre le droit de nourrir son enfant ; de lui voler son premier regard, son premier sourire, sa première caresse, et surtout son premier amour ; car, ne l'oubliez pas, jeunes mères, votre enfant vous préfèrera sa nourrice quand il sera jeune, et toujours elle occupera le meilleur coin de son cœur durant sa vie.

Si réellement votre état de santé s'oppose à ce que vous allaitiez votre enfant pendant un an, moyenne reconnue suffisante pour tout enfant bien constitué, nourrissez-le, ne fût-ce que trois mois ; cela vaudra mieux pour lui que de sucer le lait d'une étrangère pendant un an. Nourrissez-le ensuite d'aliments appropriés à sa constitution : tels que potages de farine lactée bien légers, tapioca clair au lait pur coupé au tiers d'eau, panades peu épaisses faites de croutes de pain longtemps bouillies dans l'eau avec un peu de beurre et quelques grains de sel, puis passées à travers une petite passoire achetée à cette intention. Tous ces aliments tout à la fois légers, rafraîchissants et nourrissants, vous permettront d'atteindre l'âge ordinaire du sevrage, sans que la santé de votre aimé ait souffert de ce changement de régime. Alors vous pourrez varier un peu sa nourriture ; il vous sera loisible de lui donner de temps en temps un peu de bouillon, du potage aux berbes, de la soupe à l'oignon ; un peu plus tard vous ajouterez, de jour à autre, puis chaque jour, un jaune d'œuf dans sa panade. Surtout pas de légumes, pas de viande, pas de bière ni de vin avant dix-huit mois au moins. Votre enfant pourrait grossir de ce régime, mais il en souffrirait, soyez-en sûres.

Dès que votre enfant est arrivé à l'âge où vous pouvez vous relâcher un peu du choix particulier de sa nourriture, n'oubliez pas qu'il faut progressivement l'habituer à supporter votre régime sans qu'il en souffre. Que, si vous passiez brusquement d'une nourriture choisie et appropriée à sa jeune constitution, à une autre solide, fortifiante, et par cela même échauffante, il pourrait vous en coûter la vie de votre chérubin.

Qu'il m'est pénible d'entendre dire avec joie et

orgueil par tant de mères ignorantes : mon enfant n'a que huit mois, ou un an, ou dix-huit mois, peu importe, et il mange comme nous : potages, viandes, légumes, bière, vin, il boit même du café, si pas des liqueurs. Malheureuses et coupables, elles ne se doutent pas que cet enfant, qui à trois ans, à quatre ans et même plus tard, succombera à une inflammation d'intestins, ou aux suites d'une gastrite ou d'une gastralgie aiguë, elles ne se doutent pas qu'elles auront causé ce funeste résultat par leur imprévoyance. Quel est l'enfant bien portant et doué d'un bon appétit qui refuse jamais de manger et de boire tout ce qu'on lui offre ?

N'écoutez donc pas les goûts ni les désirs de vos enfants, et soyez énergiques lorsqu'il s'agit de leur résister en faveur de leur santé.

Ici, je m'arrête, pour vous recommander de proscrire si pas complètement, mais à peu près, les sucreries et les pâtisseries; de ne leur en donner que le dimanche et encore sans excès, un tout petit dessert. Si vous habituez vos enfants ainsi, vous n'aurez pas à vaincre leurs récriminations, car ils ne réclameront rien de plus que la part qui leur sera faite.

Combien chez les riches est grand le nombre des

enfants chétifs et délicats, et justement en raison de cela : « Docteur, mon enfant n'a pas d'appétit, il mange comme un moineau, il ne profite pas? » « Monsieur le pharmacien, veuillez me donner un purgatif pour mes enfants ; c'est désolant, il n'y a pas moyen de les faire manger ! » Je crois bien, ces enfants passent leur journée à sucer des bonbons, manger du chocolat, grignoter des pâtisseries. On leur fait un mauvais estomac, une faible constitution, et cela par faiblesse si ce n'est par un excès d'amour intempestif.

Je serai moins sévère en ce qui concerne les fruits; s'ils sont de bonne qualité, bien mûrs, et qu'on en use avec modération, loin de nuire, ils excitent l'appétit et facilitent la digestion.

Si vous voulez faire un bon estomac à vos enfants et à vous-même, réglez les heures de vos repas, et à moins de circonstances exceptionnelles, ne vous en écartez jamais. De même, si vous tenez à leur éviter et à vous-même : l'insomnie, l'agitation du repos et le cauchemar, prenez l'habitude de faire votre dernier repas de bonne heure, deux heures au moins avant le coucher des enfants.

DE L'ALLAITEMENT

Il y a l'allaitement maternel par la mère, l'allaitement artificiel par le biberon ou la panadière, l'allaitement animal par une chèvre, et enfin l'allaitement mixte, mélange de l'allaitement par la mère ou par la nourrice, avec la nourriture directe au moyen du lait dans un vase.

L'allaitement par la mère ou par une nourrice, sagement dirigé, est certainement préférable à l'allaitement artificiel.

L'allaitement mal dirigé est la cause de la mort du tiers des enfants pendant la première année de leur vie. Ce n'est pas tout que de faire prendre du lait à un nouveau-né il s'agit de lui en donner suffisamment mais sans excès, et de ne pas lui causer d'inflammation intestinale en rapprochant trop ses repas ou en lui faisant avaler des aliments solides.

La mort des nourrissons résulte bien plus souvent de la fréquence des tétées et de l'abondance des soupes, que de la mauvaise qualité du lait.

Toutes les femmes qui ont du lait, doivent nourrir

leur enfant quand il n'y a pas dans leur famille d'ascendants ou de collatéraux scrofuleux, phthisiques ou cancéreux.

Les femmes dont le sein est petit, avec un bout mal formé, et qui sont très impressionnables, feront bien de ne pas entreprendre l'allaitement. Les mères qui doivent nourrir devront commencer l'allaitement dix heures au plus après l'accouchement, et en attendant que la sécrétion lactée soit suffisante, il faut calmer les besoins de l'enfant avec un peu d'eau unie à du sirop de gomme.

Toute femme qui allaite son enfant devra, si elle veut nourrir sans fatigue et avec succès, ne donner à téter que toutes les deux heures pendant le jour, et toutes les quatre heures pendant la nuit.

Je ne saurais trop recommander aux mères qui nourrissent de laisser leur bébé dans un berceau près de leur lit, et de ne jamais les garder auprès d'elles ; les exemples des enfants étouffés dans ces circonstances étant malheureusement trop fréquents.

Je ne veux pas terminer le chapitre qui a rapport à l'allaitement sans donner un conseil aux mères qui ne pourront allaiter leur enfant que trois mois et à celles que le manque absolu de lait privera de ce bonheur.

Autant que possible, pour les premiers, substituer la cuillère au sein ; s'ils sont trop délicats ou s'y refusent absolument, employer la panadière mais proscrire complètement le biberon.

De même pour le nouveau-né l'habituer de préférence à la panadière qui n'offre pas les désagréments du biberon concernant l'entretien et n'épuise pas l'estomac.

L'enfant s'habituera aussi facilement à ce mode de nutrition qu'à celui du biberon, du moment qu'il n'a pas goûté du premier, puis, et surtout, il s'en portera mieux. Toutes les mères qui suivront mon conseil, reconnaîtront sa valeur ; et je suis persuadée que s'il était suivi par les adeptes du biberon, on verrait singulièrement diminuer la mortalité des enfants en bas-âge.

Pendant les premiers mois de la vie, le bébé nourri à l'allaitement artificiel, devra être réglé pour ses repas comme pour l'allaitement maternel ; on lui donnera une panadière ou une demie, selon l'âge, toutes les deux heures pendant le jour, toutes les quatre heures pendant la nuit. Le lait employé sera coupé à moitié, puis au tiers, avec de l'eau de gruau, de l'eau de riz, de l'eau panée, de l'eau de son, de l'eau de gomme ou de l'eau pure, mais à partir du cinquième ou du sixième mois, il pourra être donné pur.

DU SEVRAGE

J'ai déjà parlé de quelques-unes des précautions à prendre pour le sevrage de l'enfant. Il faut choisir pour sevrer les enfants une des époques de repos de la dentition, et profiter de celle qui vient après la sortie des douze premières dents.

Jamais on ne doit, sans y être forcée, cesser l'allaitement avant la première année. Le printemps ou l'automne sont les deux saisons favorables au sevrage.

L'enfant, une fois sevré, continuera le régime préparatoire indiqué dans un autre chapitre, mais peu à peu on le rendra plus nutritif, on le rapprochera de celui de la famille, en évitant toutefois les mets d'une digestion trop difficile. Les légumes, les œufs, la viande, les fruits cuits, le pain et le lait feront la base de cette nouvelle alimentation.

Quatre à cinq repas bien réglés seront suffisants.

DE L'HYGIÈNE DE L'ENFANT

L'hygiène de l'enfant est, après le choix de sa nourriture, le point essentiel pour lui conserver la santé, le rendre robuste et vigoureux, lui éviter toutes les petites indispositions, malaises, et même maladies inhérentes au jeune âge.

L'enfant est à peine né que bien vite on le débarrasse de toutes les matières sanguines et autres impuretés qui le recouvrent. On le place, à cet effet, dans un petit bain préparé à son intention, et on procède à son nettoyage complet. Puis, après l'avoir bien essuyé et saupoudré, on veille à sa toilette avec les mille précautions indispensables pour un être si délicat. On le revêt de sa première chemise, de son premier bonnet, si petits, si petits, qu'il semblerait impossible qu'ils pussent jamais servir. Puis, vient l'opération du bandage, opération délicate, car il s'agit de serrer le nombril assez pour empêcher le déplacement de la bande, et pas trop, ce qui indisposerait l'enfant. Ce n'est qu'après plusieurs essais que les novices réussissent ce détail important de la toilette du nouveau-né. Il faut toujours placer un petit carré de vieille toile fine sur le nombril même, sous la bande ou la ceinture employée, et renouveler le tout chaque fois qu'on procédera au maillottement de l'enfant.

Le nouveau-né, libre pendant les neuf mois de la gestation, est alors emprisonné, sanglé dans une foule de langes ; ce qui ne se passe pas toujours sans qu'il ait bien protesté coutre cette coutume barbare mais nécessaire. On lui fait prendre alors de l'eau sucrée tiède ou, ce qui est mieux, du café noir fort, pour le forcer à rejeter les glaires qui remplissent son estomac.

Lorsque toute la famille s'en est donné à cœur joie, en commençant par la mère, à l'embrasser, l'admirer, et qu'il a été décidé à l'unanimité qu'il était, ou qu'elle était le vivant portrait de son père, on pose doucement ce petit être précieux auprès de celle à qui il doit déjà la vie, et dont il recevra encore tant de preuves d'amour, que même fût-il le plus aimant et le plus reconnaissant des enfants, il ne pourra jamais s'acquitter envers elle.

Maintenant, il repose ; attendez son réveil pour lui présenter votre sein gorgé d'un liquide qui n'est pas encore du lait pur, mais que la prévoyante nature a préparé pour ses besoins. En effet, le colostrum, premier lait d'une femme qui vient d'accoucher, paraît avoir une vertu purgative qui le rend propre à débarrasser l'intestin du nouveau-né du méconium, matière noirâtre et visqueuse qu'il contient, et à lui éviter ces coliques dites tranchées des nouveaux-nés, si douloureuses qu'elles l'empêchent de reposer et qui persistent parfois bien longtemps malgré tous les sirops destinés à les calmer.

De plus, ce lait, en ne le faisant pas prendre à l'enfant, gêne la mère, la rend fiévreuse et agitée jusqu'au moment où elle se décide à faire téter son enfant; heureuse encore si elle en est quitte pour des malaises ou de la gêne, et si une indisposition plus grave ne se déclare pas.

Un autre inconvénient se présente, quand une nouvelle accouchée s'obstine à attendre quelques jours avant de présenter le sein à son enfant, c'est que celui-ci, habitué à la cuillère, refuse de le prendre. J'en ai connu plusieurs, de mères, désespérées de l'impossibilité absolue de nourrir leur enfant, qui obstinément se refusait à téter, et cela parce qu'elles n'avaient pas voulu lui laisser prendre le premier lait.

Puisqu'il s'agit de la santé de votre enfant et aussi de la vôtre, suivez mes conseils et ne prêtez pas l'oreille aux sornettes de toutes sortes que l'on vous débitera, pour vous dissuader. Vous le savez, la routine entrave souvent le progrès, vous devez aider à la vaincre.

NOTA. — Dès les premiers temps, il suffit de changer la toilette du bébé trois fois par jour; plus tard, il faudra le faire cinq et six fois et, selon la saison, le laisser démaillotté un temps plus ou moins long. Si c'est l'été, ou si la chambre est bien close, il sera bon de lui faire prendre, chaque jour, un bain de cinq à dix minutes pendant les premiers jours, puis de jour à autre ; et enfin deux bains par semaine, en les faisant durer de dix à vingt minutes au plus. En grandissant, il est bon de continuer cette coutume, même quand les enfants sont âgés ; c'est une des premières questions d'hygiène. Par ces temps de réclames insensées pour des savons de médiocre qualité, je vous recommande tout particulièrement le savon que j'ai fait fabriquer spécialement pour la toilette des enfants. Il porte le titre de savon **Idéal**, à l'iris de Florence, et se vend 0,90 c. le savon et 2 fr. 25 la boîte de trois savons. Quand vous en aurez fait l'essai, vous n'en voudrez plus d'autre. Il faut aussi ne pas négliger de saupoudrer les diverses parties du corps des nouveaux-nés, tels que dessous des bras, derrière des oreilles, reins, jambes, nombril, et surtout les parties génitales. La poudre de lycopode est bien excellente, mais sa couleur lui refuse bon nombre de suffrages, elle salit trop le linge ; la fécule de pommes de terre forme des grumeaux ; celle que je prépare réunit tous les avantages ; elle est blanche, impalpable et possède une odeur agréable. La boîte se vend 0 fr. 75 et porte le titre de Poudre absorbante, hygiénique et antiseptique.

RECOMMANDATIONS DIVERSES

A moins que votre docteur ne vous le conseille, n'habituez pas vos enfants à porter de la flanelle, mettez-leur la chemise de toile directement sur le corps, et couvrez-les selon la saison.

Comme les enfants ont naturellement la tête brûlante, il est bon de les habituer jeunes à rester tête nue. S'ils naissent l'été on devra abandonner le bonnet au bout d'une quinzaine de jours. S'ils naissent l'hiver, on le conservera plus longtemps, surtout la nuit ; mais on leur découvrira la tête dès qu'ils seront dans une chambre chauffée et close, pour les habituer insensiblement à rester la tête nue tout le temps. Il est bien entendu que la tête fait partie de la toilette de l'enfant, et qu'elle devra être lavée chaque jour. Si, malgré ces soins de propreté, il se formait une pellicule épaisse vulgairement appelée crasse, il faudrait immédiatement la combattre pour qu'elle ne se généralisât pas sur toute l'étendue du cuir chevelu. C'est encore un préjugé absurde de croire qu'en détruisant cette pellicule, on nuise à la santé de l'enfant; ce serait plutôt le contraire.

Dès qu'il y a apparence de crasse, on lavera la tête de l'enfant avec une légère infusion de camomille, puis on essuiera avec soin, et on graissera toutes les parties affectées avec de la glycérine chimiquement pure. On pourra faire parfumer cette glycérine pour en rendre l'emploi plus agréable.

Si votre enfant a peu ou point de cheveux, frictionnez-lui la tête légèrement, deux ou trois fois par semaine, avec un peu de baume nerval que vous faites fondre pour en faciliter l'emploi. Au bout de peu de temps, vous verrez ses cheveux pousser longs et drus.

SOINS PRATIQUES

ET MÉDICAMENTS SIMPLES A DONNER AUX ENFANTS

pour leur conserver la santé, ou les soulager

dans leurs indispositions légères,

ET PRÉCAUTIONS A PRENDRE

EN ATTENDANT LE MÉDECIN

Dans les symptômes d'affection grave.

Aux mères, toujours promptes à s'alarmer sur la santé de leurs enfants, comme à celles trop indifférentes qui attendent que le mal soit sans remède, je dirai ceci : Si vos enfants ont bon appétit, qu'ils sont gais et reposent bien, n'ayez nul souci, car ils jouissent d'une santé parfaite. Si l'une de ces preuves évidentes de bonne santé vient à leur manquer, veillez immédiatement à ce qu'elle leur soit vite rendue.

Un enfant a-t-il perdu l'appétit? s'il est en bas âge, donnez-lui chaque matin, pendant quelques jours, une cuillerée à dessert de sirop de rhubarbe; s'il est délicat, donnez-lui en même temps, deux fois par jour, avant les principaux repas, une cuillerée à café de sirop de quinquina au vin. De deux ans à quatre ans, remplacez la cuillerée à dessert par une cuillerée à soupe; au-dessus de cet âge, faites-le purger de préférence avec du citrate de magnésie, à doses variables, selon l'âge. Cette poudre, préparée en limonade avec du sucre et du citron, est agréable à boire et purge bien. Je ne parle pas de l'huile de ricin, qui est aussi un excellent purgatif, parce qu'elle répugne trop aux enfants. Si, au bout de ces quelques jours, l'inappétence persiste chez votre enfant, demandez l'avis de votre médecin.

Pour calmer les coliques des enfants, employez soit le sirop d'anis, soit une infusion d'anis vert sucrée. Couvrez-leur le ventre avec quelques cataplasmes de farine de lin, bien chauds. Si elles persistent, frictionnez-les avec de l'huile camphrée mélangée à l'huile de ricin, et couvrez d'un grand cataplasme. Tenir les pieds bien chauds et, s'il est besoin, donner un lavement avec une décoction de feuilles de mauve, de graine de lin, d'eau de son ou d'eau salée.

Est-ce le repos de votre enfant qui laisse à désirer? Son sommeil est-il fiévreux, agité? Cet état est-il dû à une mauvaise digestion ou occasionné par la dentition? Dans le premier cas, une infusion de tilleul, prise bien chaude, le calmera ; dans le second cas, il sera bon de le soulager en lui frictionnant les gencives avec du sirop de safran, et de lui rafraîchir souvent la bouche avec de l'eau fraîche, peu sucrée. Si ce n'est ni l'une, ni l'autre de ces raisons qui agitent le sommeil de votre enfant, donnez-lui un vermifuge, de la santonine préférablement, à des doses variables, selon l'âge ; et faites-le purger légèrement pendant quelques jours.

Ces soins pris, ou votre enfant recouvrera un sommeil calme et réparateur, ou son **état fiévreux** persistera ; dans ce dernier cas, consultez votre médecin.

Votre enfant est accablé, rien ne l'intéresse ; sa somnolence est telle qu'elle résiste à tous vos efforts pour la vaincre Ou ce ne sera qu'un malaise qui, demain, sera dissipé, ou c'est le pronostic d'une grave maladie. Dans l'un et l'autre cas, gardez l'enfant à la même température, et mettez-le complètement à la diète. S'il n'a pas de fièvre, un léger purgatif, approprié à son âge, ne pourra que lui être bienfaisant ; si, au contraire, il est fiévreux, lui mettre des sinapismes aux mollets, et les y laisser de cinq à dix minutes ; les enlever, et sans essuyer, envelopper les jambes de ouate de santé, que l'on recouvrira d'une toile cirée. Cette toile, bien liée en bas et en haut, intercepte l'air, et permet à la moutarde de continuer son effet sans cuisson. Faire boire du tilleul léger au malade.

Si un mieux sensible ne se déclare pas ensuite, il sera prudent de faire venir votre médecin.

Dans le cas de rhume bénin ou de bronchite légère, n'attendez pas que le mal soit grave pour le soigner ; prenez-vous-y immédiatement au contraire. Si l'enfant est jeune et que sa toux est grasse, le sirop de Dessessartz remplira le but, en débarrassant les bronches des matières bilieuses qu'elles renferment, et en les entraînant dans l'intestin, d'où elles seront expulsées. Si sa toux est sèche et irritante, au contraire, le sirop de Tolu conviendra mieux. Dans tous les cas, il sera bon de faire également usage d'un révulsif : un emplâtre fait de papier de soie sur lequel on applique du suif de chandelle fondu, saupoudré de muscade et de poivre gris, est excellent pour les jeunes enfants. On l'appliquera sur la poitrine dans toute son étendue ; on pourra même en placer un le sur dos.

Si l'enfant est plus âgé : selon l'âge, on donnera les sirops de Tolu, diacode, de bourgeons de sapin, pectoral ; et on emploiera comme révulsifs, selon l'âge également, du papier Lardy ou Wlinzy, du coton iodé ou de la teinture d'iode.

Les sinapismes dès le début, sont aussi excellents et forment un dérivatif puissant chez les enfants. Dans tous les cas, si le rhume de votre enfant s'aggrave, que sa toux persiste, qu'il est oppressé, n'hésitez pas à consulter votre médecin ; mieux vaut cent fois qu'il vienne sans nécessité, que d'être mandé trop tard. Et puis, ces affections de poitrine sont si traîtresses qu'il ne faut pas s'y fier.

Si vous reconnaissiez à la toux de votre enfant qu'il est menacé de la coqueluche, cette maladie terrible, effroi des mamans et fléau des enfants. Changez-le d'air immédiatement ; vous êtes certaine d'enrayer le mal. Si vous ne pouvez le faire, donnez un vomitif à votre enfant aussitôt que vous ne pourrez plus douter de la maladie, et continuez pendant sa durée à lui faire prendre chaque jour, un peu de sirop d'ipéca mélangé au sirop de rhubarbe ou du sirop de Dessessartz en quantité. Pour calmer les quintes de toux la nuit, la préparation suivante, prise par cuillerées à café, réussit très bien :

Sirop diacode 10 grammes

Sirop de belladone 10 grammes.

Eau de tilleul 60 grammes.

Si la coqueluche se déclare dans toute son intensité, suivez avec scrupule le traitement que vous indiquera votre docteur.

Lorsqu'un de vos enfants sera atteint d'un coriza (rhume de cerveau), qu'il ne pourra plus respirer tant il aura les fosses nasales bouchées, frictionnez-lui les tempes, le dessus du front jusqu'à la courbe du nez et les ailes des narines , avec de la pommade camphrée, vous le soulagerez immédiatement par ce simple remède, car la respiration nasale lui sera rendue presque aussitôt.

BRÛLURES

Dans les brûlures du premier et du second degré, lorsque l'épiderme n'est pas dénudé, le froid produit d'excellents effets. On plonge la partie atteinte dans l'eau froide, qu'on a soin de renouveler au fur et à mesure qu'elle s'échauffe. Lorsque l'immersion est impraticable, on applique des compresses imbibées d'eau froide, que l'on arrose constamment d'eau blanche.

Dans les brûlures, du second et du troisième degrés lorsqu'il y a des phlyctènes ou ampoules, il faut les piquer avec une aiguille pour donner issue à la sérosité qu'elles renferment ; mais il faut éviter d'enlever l'épiderme qui les forme. Si l'épiderme est enlevé, la partie dénudée sera recouverte d un linge fin enduit de cérat, et recouvert lui-même de compresses imbibées et constamment arrosées d'eau blanche.

Lorsque les plaies sont à découvert, il faut les panser avec un morceau de linge demi-usé, fenêtré convenablement et enduit de liniment oléo-calcaire. Ce linge est recouvert de ouate sur laquelle on projette un peu d'eau phéniquée, et le tout est entouré d'une bande.

On dit que la gelée de fruits et surtout celle de groseilles, évite les ampoules et empêche les ulcérations.

CLOUS

Un clou se reconnaît à une tumeur rouge violacée, bien circonscrite, acuminée, chaude, douloureuse au toucher, qui ne tarde pas à présenter une petite vésicule blanche à son sommet, par laquelle suinte du pus en petite quantité. Un petit clou sera traité par l'application d'un morceau de sparadrap diachylon, ou mieux encore avec un linge couvert d'une couche d'onguent de la mère. Si l'inflammation est vive, s'il y a une rougeur étendue, on pansera avec des cataplasmes. Si un malade a plusieurs clous, il est bon de le purger.

On peut faire avorter un clou en y appliquant, dès le début un peu de collodion ou une compresse d'alcool camphré de minute en minute, pendant un quart d'heure.

CARREAU

Non-seulement cette affection peut se manifester chez les enfants nés scrofuleux ou tuberculeux mais aussi chez ceux qui sont sevrés trop tôt ou noorris d'aliments indigestes. C'est une maladie incurable et mortelle de l'enfance, qui donne lieu à des phénomènes de marasme et de consomption, avec ballonnement douloureux du ventre.

Surveiller avec beaucoup d'attention, comme je l'ai dit souvent dans ce livre, la nourriture des enfants, et si une diarrhée continue après les premiers soins, ne jamais tarder à appeler le médecin.

COLIQUES DES NOUVEAUX-NÉS

Les enfants qui viennent de naître ou qui sont encore au sein, ont fréquemment des coliques, caractérisées par des cris aigus, que rien ne peut calmer, par des contorsions du ventre et des membres, et par l'expulsion de vents par la bouche ou par l'anus : se sont des coliques venteuses.

Pour combattre les coliques, il faut donner du sirop d'anis aux enfants, leur appliquer sur le ventre des cataplasmes chauds de farine de lin ou des serviettes chaudes, faire des frictions d'huile camphrée.

S'il y a constipation, donner des lavements de guimauve ou de graine de lin. Faire prendre une cuillerée à dessert soit d'huile d'amandes douces, ou de sirop de chicorée, ou encore d'un mélange par parties égales, d'huile d'olive et de sirop de fleurs de pêcher.

CONVULSIONS

Les maladies aiguës ou chroniques du cerveau sont la cause la plus fréquente des convulsions. Chez les femmes et chez les enfants, elles se produisent souvent comme trouble sympathique du système nerveux : la dentition laborieuse, les vers de l'intestin, la surexcitation du cerveau par le travail intellectuel, peuvent les faire naître.

Chez les enfants à la mamelle, les convulsions dépendent quelquefois de la nourrice, qui boit trop de vin, ou s'enivre avec des liqueurs fortes.

En attendant le médecin, — sinapismes aux mollets, ou mieux saupoudrer les pieds avec de la farine de moutarde, et les envelopper avec du coton cardé recouvert de toile cirée. Faire boire au malade une cuillerée à café de sirop d'éther.

COUPS

Accidents malheureusement fréquents dans la première et seconde enfance, soit que les petites jambes du bébé le trahissent, soit à cause de la turbulence du gamin.

Lorsqu'il n'y a pas de plaie, le plus simple est de comprimer le coup et d'y faire un pansement à l'eau blanche additionnée de teinture d'arnica. Sur les écorchures, employer la teinture d'arnica pure ou l'eau-de-vie camphrée. S'il y a plaie, bien laver à l'eau fraîche, rapprocher les bords et les maintenir avec du taffetas d'Angleterre ou du diachylon sur toile.

COQUELUCHE

Des quintes de toux dont les secousses successives sont entrecoupées par une reprise d'inspiration sonore, longue et bruyante, avec cyanose du visage, expertoration puriforme, vomissements et pàmoison, tels sont les symptômes de la coqueluche.

C'est une maladie épidémique et contagieuse ; elle se montre quelquefois chez les enfants à la mamelle ; mais c'est surtout une maladie de la deuxième enfance. Quelques semaines, quelquefois plusieurs mois, telle est d'ordinaire la durée de la coqueluche.

La coqueluche, née dans un, endroit, disparaît

souvent par le déplacement des malades , sous l'influence du changement d'air et de lieu.

Les enfants atteints de coqueluche doivent être couverts de flanelle sur la peau.

On devra les vêtir et les promener comme d'habitude, tant qu'il n'y aura pas de complication.

Quand on le peut, il faut emmener l'enfant atteint de la coqueluche à la campagne , loin du lieu où il a contracté la maladie.

Les tisanes aromatiques , stimulantes , mélisse , serpolet; mucilagineuses ou pectorales , racines de guimauve, bouillon blanc, seront préférées Le sirop ou la teinture de Drosera , les sirops de Dessessartz et d'Ipéca, donnent de bons résultats.

Pendant les quintes , mettre l'enfant sur son séant ou le tenir dans les bras, et lui pencher la tête en avant, lui enlever avec les doigts les mucosités qui obstruent le fond de la gorge, et faire boire un peu d'eau.

D'après le docteur Mohn , médecin norwégien , les fumigations d'acide sulfureux auraient réussi fréquemment à arrêter la coqueluche.

Voici la façon d'opérer :

Les enfants sont , dès le matin, vêtus de linge propre et transportés ailleurs. Dans la chambre à coucher et dans la pièce où séjournent les malades , on suspend la literie, les habits , les jouets , tout ce qui ne peut être lavé. On brûle 25 grammes de soufre par mètre cube dans les pièces à désinfecter, et on laisse le gaz sulfureux faire son effet pendant cinq heures. On expose ensuite à l'air les effets, la literie ; on aère les chambres largement ; et le soir. les enfants couchent dans un lit et dans une chambre complètement désinfectés.

(Union Pharmaceutique).

Ce mode de traitement est certainement bien simple , et facile à employer ; il est appelé à rendre des services là où les coqueluches rebelles ont résisté à tous les moyens à la mode.

CROUP

Deux fois plus commun chez les garçons que chez les filles. Le croup est sporadique , épidémique et endémique ; on l'observe particulièrement dans les lieux bas et humides , surtout dans la saison des pluies , et chez les enfants de deux à huit ans,

Les premiers symptômes sont : état fébrile, chaleur de la peau , bouffissement de la face, blancheur de la langue , tristesse et accablement, rhume de cerveau, abattement insolite avec rougeur et humidité des yeux. Ces phénomènes durent ordinairement de un à cinq jours ; puis survient soit immédiatement, soit par degrés, une toux rauque qui réveille l'enfant tourmenté par la suffocation. La respiration devient bruyante et précipitée, et fait entendre un son que l'on a comparé à la voix d'un jeune coq, ou au bruit que l'on produit en soufflant dans un tube d'airain. Le visage est alternativement rouge et pâle ; la peau brûlante, l'anxiété extrême.

Le traitement du croup est médical ou chirurgical.

Dès les premiers symptômes, faire vomir immédiatement avec cinq centigrammes d'émétique, recourir aux sinapismes, et appeler le médecin sans tarder.

FAUX-CROUP

Un violent accès de suffocation nocturne avec toux rauque, sifflante et sonore chez un enfant qui s'est couché bien portant, et dont le gosier ne présente aucune fausse membrane, annonce le faux-croup.

Un enfant qui a joué tout le jour, qui a bien mangé, s'est couché de bonne humeur, et qui au bout de quelques heures de sommeil est pris d'une toux rauque, sonore, avec cyanose du visage ou suffocation, est atteint du faux-croup.

Le faux-croup, très violent à son début, décroît en quelques heures et disparaît. Il récidive souvent et n'a presque jamais de gravité.

Combattre l'accès de suffocation avec l'ipéca de trente à soixante centigrammes, ou l'émétique de vingt-cinq milligrammes à cinq centigrammes. Faire prendre une cuillerée d'éther après les vomissements. Mettre des sinapismes aux mollets puis donner un léger purgatif.

CREVASSES DES SEINS

Les gerçures du mamelon sont extrêmement douloureuses au moment de la succion, et elles sont quelquefois si étendues et si profondes qu'elles entourent le bout du sein et le font tomber.

Le bismuth, que j'emploie constamment chez les enfants, dans les ulcérations, est très utile dans les crevasses du mamelon. Il faut les saupoudrer avant et après la tétée ; on n'enlève point le bismuth avant de donner le sein à l'enfant, et les crevasses guérissent sous la couche pulvérulente qui les protège. Un excellente préparation contre les gerçures du sein est la suivante :

> Vaseline, 15 grammes.
> Baume du Pérou, 2 grammes.

On enduit le bouton et l'aérole avec cette pommade ; on essuie soigneusement, on lave même avec de l'alcool pur, avant de donner le sein à l'enfant ; puis, dès qu'il a tété, on remet de la pommade.

DIARRHÉE

Chez les enfants, la diarrhée sans entérite (inflammation d'intestins) est un phénomène excessivement fréquent et peut dépendre soit du mauvais lait de la nourrice, de l'allaitement mal dirigé, d'un régime trop substantiel, des vers intestinaux, des impressions de la nourrice, de la frayeur, etc.

Des évacuations de matières liquides, plus ou moins fréquentes, sans fièvre, sans inappétence, la faiblesse, la pâleur et l'amaigrissement du corps caractérisent la diarrhée.

La diarrhée de dentition doit être traitée par une légère alimentation et le sous-nitrate de bismuth.

Il suffit bien souvent de donner de l'eau de chaux dans du lait, d'espacer les heures de l'allaitement ou de changer de nourrice pour arrêter la diarrhée.

On guérit très vite la diarrhée du sevrage par l'usage de la purée de viande crue (trente à cent grammes par jour comme nourriture exclusive).

La diarrhée vermineuse exige l'emploi de la santonine, autant de fois cinq centigrammes par jour que l'enfant a d'années.

DENTITION

Les premières dents sortent habituellement de la mâchoire inférieure entre le sixième et le huitième mois. L'évolution des dents ainsi que leurs maladies occasionnent souvent chez les enfants, comme chez l'adulte, des phénomènes locaux d'inflammation buccale qui se propagent aux bronches et aux intestins. Le gonflement des gencives qui sont tendues, chaudes et douloureuses, la salivation, la fièvre et l'irritabilité des enfants, sont les complications habituelles de la première dentition. Dans les cas où la dentition ne produit que des phénomènes locaux d'inflammation buccale, il faut donner à l'enfant une racine de guimauve à mâcher. Les frictions sur les gencives avec du miel rosat, du sirop de safran, du mucilage de semences de coings, soulagent beaucoup les enfants.

Pour les accidents généraux et sympathiques de la dentition. tels que : érythème, impétigo, vomissements, entérite simple, convulsions, il est indispensable d'avoir recours au médecin.

ENGELURES

Gonflement inflammatoire, circonscrit, qui occupe particulièrement les doigts, les orteils, le talon, occasionné par le froid. Les engelures sont très communes chez les enfants et les femmes de faible constitution. Dans toute engelure, il y a d'abord un prurit et une chaleur désagréables ; puis une douleur qu'augmentent les mouvements et le voisinage du feu.

Les engelures durent souvent une partie de l'hiver, cessent l'été, pour revenir l'hiver suivant.

On prévient les engelures par des bains ou des lotions d'alcool pur, de solution concentrée d'alun , et en évitant surtout de laver ces parties avec de l'eau tiède et d'y faire des applications émollientes, ou de les couvrir de vêtements qui y entretiennent l'humidité.

Traitement interne. — Huile de foie de morue, sirop de lacto-phosphate de chaux, sirop d'iodure de fer, vin ferrugineux, etc., etc.

Traitement externe. — Onguent populeum. — Pommade au tannin. — Pommade au baume du Commandeur. — Liniment avec glycérine et tannin, etc., etc.

GOURMES (vulgairement nommées croûtes de lait)

De petites pustules blanchâtres, grosses comme une tête d'épingle, remplies de pus, donnant lieu à des croûtes jaunâtres, transparentes, plus ou moins étendues, et à des ulcérations superficielles de la peau constituent la gourme. C'est au visage, derrière les oreilles, sur le cuir chevelu, sur la peau du corps que se manifestent les gourmes.

On ne peut supprimer subitement des gourmes occupant une large surface de la peau.

Il ne faut point guérir les gourmes sans révulsion

intestinale et sans médication dépurative. Purgatifs. Tisanes de pensées sauvages ou de douce-amère. Sirop antiscorbutique, sirop de salsepareille, sirop de vanier, sirop d'iodure de fer. Appliquer des cataplasmes de fécule de préférence aux cataplasmes de farine de lin qui offrent l'inconvénient de déterminer des éruptions pustuleuses.

Afin de calmer les démangeaisons, on emploiera la vaseline, le cold-cream ou la pommade au bismuth.

ENTÉRITE DE L'ENFANCE

L'inflammation de l'intestin grêle constitue l'entérite.

L'entérite des jeunes enfants à la mamelle est toujours le résultat d'un mauvais régime, soit de l'allaitement trop souvent répété ou mal réglé, du mauvais lait de la nourrice, de l'usage prématuré ou abondant d'aliments solides, soit enfin de la dentition ou du sevrage.

Dans la seconde enfance, l'entérite est caractérisée par l'inappétence, la faiblesse, la pâleur, les alternatives de constipation ou de diarrhée ou la diarrhée permanente. Chez les jeunes enfants, l'entérite s'annonce par une diarrhée séreuse, excessive, par des vomissements bilieux, abondants, par un amaigrissement extraordinaire, et le refroidissement du corps.

L'érythème des fesses et des cuisses avec ou sans ulcération, la rougeur des talons où se trouvent quelquefois aussi des ulcérations annoncent l'entérite aiguë chez les nouveaux-nés.

Pour les nouveaux-nés et les enfants à la mamelle, régler les heures d'allaitement, ne pas donner d'aliments solides pas même de potages. Frictions sur le ventre avec l'huile camphrée et applications de cataplasmes de farine de lin. Lavements d'eau d'amidon. Faire prendre de deux à huit grammes de sous-nitrate de bismuth en seize paquets, par jour, en les administrant d'heure en heure dans une cuillerée de lait sucré. Laver souvent les parties atteintes et saupoudrer de bismuth.

Pour l'entérite de la seconde enfance : diète lactée, potages légers. Tisanes de riz, d'eau de son, d'eau albumineuse, d'eau panée. Bains quotidiens et cataplasmes sur le ventre avec ou sans laudanum.

HÉMORRHOÏDES

Ce sont des tumeurs sanguines, formées de veines et de veinules dilatées, qui se produisent à la partie inférieure du rectum. On les voit se produire accidentellement toutes les fois que la circulation de la veine-porte est gênée depuis longtemps, soit par la constipation, soit par la grossesse.

Traitement : Attendre la fin de la grossesse en combattant la constipation. Régime doux, s'abstenir d'une alimentation par trop copieuse, des boissons excitantes.

Prendre fréquemment des bains tièdes ou froids selon la saison. Faire des lotions froides matin et soir sur la région anale. Prendre des lavements émollients. Faire usage de laxatifs doux et fréquents. Introduire le soir, dans l'anus, soit un peu d'onguent populeum, soit un suppositoire au tannin.

OPHTALMIE PURULENTE DES NOUVEAUX-NÉS

On donne le nom général d'ophtalmie à toute inflammation générale du globe de l'œil, avec rougeur de la conjonctive, membrane muqueuse ainsi nommée parce qu'elle unit le globe de l'œil aux paupières.

Opthalmie purulente des nouveaux-nés. Un des symptômes consiste dans le gonflement de la paupière supérieure : bientôt les larmes sont colorées en jaune ou en jaune verdâtre ; et il arrive qu'en pressant sur la paupière, on fait sortir en même temps du pus et un liquide séreux ressemblant au liquide d'un vésicatoire. La conjonctive se congestionne, s'épaissit et se boursoufle, le muco-pus coule constamment sur les joues de l'enfant ; son contact irrite la peau et en se concrétant donne à la figure de l'enfant un aspect repoussant. Les causes en sont nombreuses : la leucorrhée ou flueurs blanches chez la mère ; le froid humide, la poussière, la malpropreté, la misère.

L'ophtalmie purulente des nouveaux-nés est contagieuse ; il faut donc, dans les soins que l'on donne aux enfants qui en sont atteints, prendre les plus grandes précautions, tant pour les malades que pour les personnes qui les soignent ou qui les avoisinent.

Il ne faut jamais se servir pour des enfants sains, des linges ayant servi aux malades.

Cette affection est très grave , et demandent les soins immédiats d'un médecin.

Lorsque la maladie est dans la période de réparation , on préviendra les adhérences des paupières par des pansements fréquents. Les lavages avec le lait ou la glycérine pure , coupée d'eau , calmeront les douleurs et la sensation de sécheresse des yeux que ressentent les malades.

OPHTALMIE DIPHTÉRITIQUE

Elle se développe surtout chez les enfants de deux à trois ans ; ses causes sont celles de la diphtérite en général.

La maladie règne parfois épidémiquement , et le plus souvent au printemps ou à l'automne. Elle survient ordinairement pendant le cours d'une autre maladie ; rougeole , coqueluche , croup , éruption dentaire. Traitement : fomentations , lotions et affusions d'eau froide.

MUGUET

Forme de stomatite , dans laquelle il se produit à la surface interne des lèvres et de la bouche des granulations blanchâtres caséeuses , remplies d'un parasite végétal appelé : *Oïdium albicans.*

Le muguet des nouveaux-nés est ordinairement symptômatique , d'une légère irritation d'entrailles , révélée par l'érythème des fesses et les excréments liquides verdâtres.

Dans la seconde enfance et chez l'adulte , il est toujours symptômatique , d'une entérite chronique ou d'une affection pulmonaire ou cancéreuse.

Traiter le muguet par des badigeonnages de miel rosat ou de préparation suivante : miel 30 grammes, borax 10 prammes. Rafraîchir les enfants , et leur donner pendant quelque temps des laxatifs doux.

ROUGEOLE

Fièvre éruptive, infecte, contagieuse, épidémique; se montre ordinairement dans l'enfance. Eruption générale , fébrile , des tâches rouges , irrégulières , ne disparaissant pas par la rayure du doigt.

La fièvre accompagnée de rougeur des yeux, de larmoiement , de corysa , de sternutation et de toux sèche , annonce la prochaine apparition de la rougeole.

La rougeole sans catarrhe bronchique se termine toujours heureusement.

Dans la rougeole régulière : demi-diète, boissons tièdes émollientes, pectorales, sudorifiques. Repos au lit. Isolement. Quand la rougeole est terminée, une purgation légère est très utile, mais il faut pour cela que l'enfant ait ordinairement les voies digestives en bon état.

SCARLATINE

Une éruption générale fébrile, de teinte écarlate, pointillée de rouge sur le corps et dans le pharynx, caractérise la scarlatine.

Le fièvre, l'inappétence, un vomissement, parfois une convulsion, et l'angine inflammatoire pendant vingt-quatre ou quarante-huit heures, annoncent la prochaine éruption de la scarlatine. Un pointillé rouge couvrant toute la surface du corps, donnant lieu à une teinte écarlate framboisée et sur laquelle la rayure du doigt laisse une trace blanche de longue durée, est encore un des caractères de la scarlatine.

De même que dans la rougeole, quand la fièvre

est terminée, il est bon de purger légèrement le convalescent, mais à la condition qu'il ait habituellement les voies digestives en bon état.

VACCINE

La vaccine doit se pratiquer au troisième mois de la vie. Jusqu'au sixième jour de la vaccine, les enfants peuvent sortir et il n'est pas besoin de rien changer à leurs habitudes. Mais lorsque les pustules vaccinales sont entourées d'une large auréole inflammatoire et provoquent la fièvre, le séjour dans l'appartement est absolument nécessaire.

Des cataplasmes de fécule peuvent être appliquées sur les pustules lorsque l'inflammation est très grande, sans qu'il y ait lieu de nuire à l'effet du vaccin.

La vaccine doit être appliquée plusieurs fois dans le cours de la vie ; à la naissance, à quinze ans et même à trente ans ; c'est qui constitue la revaccination.

PHARMACIE DE FAMILLE

Ammoniaque liquide.
Baume du Commandeur.
Diachylon sur toile.
Éther.
Eau de fleur d'oranger.
Esprit de mélisse.
Eau blanche.
Eau sédative.
Farine de lin.
Farine de moutarde.
Graine de lin.
Laudanum.
Racines de guimauve.
Rhubarbe.
Sirop de chicorée.
Sinapismes Rigollot.
Tilleul.
Thé noir.
Thé vert.
Teinture d'arnica.
Taffetas anglais.

276